AF399388

Innehållsförteckning

© 2018 Mattias Boström
Förlag: BoD – Books on Demand, Helsingfors, Finland
Tryck: BoD – Books on Demand, Norderstedt, Tyskland
ISBN: 978-952-80-0522-3

Inledning

Din skit, din satans äckliga lilla skit!

Ögonen som stirrar tillbaka i spegeln är rödsprängda och blicken är helt tom.

Vem är du egentligen?

Jag känner inte igen mig själv, jag ser bara en total idiot. En dåre som lyckats förstöra allt. Tårarna rinner fortfarande ner för kinderna medan jag funderar om allt faktiskt är förbi nu. Kan jag fixa det här?

Pengarna är slut, äktenskapet kan väl inte fortsätta och det känns som att livet är förlorat.

Jag känner pulsen i pannan medan tankarna rasar tillbaka genom de gångna åren.

Hur kunde det gå såhär?

Hur kunde jag helt medvetet spela bort alla pengar som fanns tillgängliga, jag hade ju hela tiden haft helt säkra planer för allt. Jag hade räknat ut systemen för hur man dubblar vinsten på nätkasinot. Inte för mycket i gången, försiktigt lite i gången, så att man sakta men säkert samlar större summor. Dessutom hade jag så noga kåll på varje idrotts evenemang att det helt enkelt inte borde ha gått att tippa fel.

Varje dag var en ny möjlighet, oberoende av hur mycket jag hade spelat bort igår. Så länge det fanns pengar, fanns det en chans att vinna tillbaka det jag förlorat.

Skattkartan jag hade ritat i mina tankar var felfri tyckte jag. Jag behövde bara 100.000 euro, då skulle jag få skulderna betalda, och dessutom kunde jag föra min fru på den där bröllopsresan jag hade spelat bort efter bröllopet, för bara 10 månader sedan.

Allting var färdigt planerat. Tyvärr var det bara en fantasi. Det var en dröm jag gjorde allt för att få uppfylld, kosta vad det kosta ville.

Jag vill slå pannan i spegeln så hårt att bilden försvinner, men jag kan inte. Då skulle det bli konkreta spår av min förtvivlan, då blir jag fast. Jag kastar kallt vatten i ansiktet och andas djupt några gånger, jag prövar om rösten håller.

Jag kanske ännu har en möjlighet om jag bara kunde komma på den. Var kan jag hitta så mycket pengar att jag kan spela och få tillbaka mitt liv. Precis nu finns det riktigt små chanser att få ihop det, men kanske...

-       Skärp dig, du klarar det. Du har varit i pisset förrut, du klarar dig. Alltid!

Jag torkar ansiktet i en handduk, och öppnar dörren.

Där står min treåriga dotter.

- va gör du pappa?

Den lilla varelsen är totalt omedveten om att hennes pappa snart ligger vid ett av de stora vägskälen i livet.

Ett vägskäl där han måste välja om han vinner eller försvinner.

1.

Mitt förhållande till spel

Jag har alltid spelat för pengar. Redan som liten pojke trivdes jag med min pappa på någon servicestation eller på busstationen. Minns du hur det var på 80-talet, då man fick röka inomhus på många ställen. Den doften är fortfarande en av mina favoriter. Min pappa rökte inte, men trots det trivdes han vid spelmaskinerna. Jag tyckte kanske det var lite konstigt eftersom han högljutt kommenterade om hur ohälsosamt det var, varje gång någon tände på sin cigarett bredvid honom. Där stod vi ändå, ibland många timmar. Jag lärde mig snabbt vilka spel som var de roligaste. Det var de där tempot var högt. Snabb utdelning och snabba vinster, och om man förlorade gick det också snabbt förbi. Allt väntande var bort från den effektiva speltiden.

Alltid när pappa vann, gav han mig mynt så jag kunde spela på en annan maskin för att öka chansen att vinna mera. Man vill ju inte att någon annan spelar på den maskinen och vinner. Man kommer in i en s.k. flow, där man känner sig oövervinnlig. Det är den bästa känslan i hela världen.

Om han inte vann var det bara roligt så länge det varade, sedan böt man ställe eller gav upp för den dagen.

1987 började jag skolan. Då spelade jag främst om jag hittade ett något mynt på gatan. Jag kommer i varje fall inte ihåg att jag skulle ha haft andra pengar till mitt förfogande. Om pappa hade vunnit dagen innan och gett mig en andel, kunde jag förstås spela dem. Ibland köpte man bara godis och det var helt ok.

1991 flyttade vi från Sibbo till Borgå. Jag började femte klass där. I en stad finns det mera av allt, även spelmaskiner. Om vi hade tråkigt efter skolan kunde vi ibland gå runt i butikerna och kolla förvaringsfackena där kunderna lämnade sina väskor då de gick in för att handla. Överraskande ofta glömde de kvar myntet i skåpet då de gick, vi samlade åt oss dem och spelade tex. automat rulett i Citymarket. Där kunde man med god tur mångdubbla sina mynt, med att gissa om maskinen stannade på röd eller svart färg. Sen fördelade man vinsten jämt.

Spelandet var säkert ändå ganska oskyldigt vid det här laget. Förlorade man sina mynt, gjorde man någonting annat istället. Det liksom gjorde ingenting.

I högstadiet och senare gymnasiet var spelet redan mycket mera systematiskt. Om jag hade pengar, spelade jag för det mesta bort dem.

Jag minns väl, hur jag tyckte att mina kompisar var dumma då det hellre satt sina pengar på godis, tobak eller tex. jukeboxen där man valde musik. Jag tyckte det var självklart att man skulle investera pengarna på något som kunde ge mera pengar i retur. Detta ledde i sin tur förstås till det att jag oftast var den som aldrig hade pengar.

Om vi skolkade från skolan, satt alla andra vid bordet och drack sitt kaffe och rökte sina cigaretter. Jag satt framför spelautomaten. Det var på något vis helt automatiskt. Jag trivdes bäst där. Kaffekoppen i den ena handen och cigaretten i den andra. Jag njöt av känslan när man fick till det och lyckades "tömma" automaten. Maskinerna har en inbyggd funktion som spottar ut mynten då man kommer över en viss gräns.

Det var målet varje gång man spelade.

Jag älskade ljudet av mynt som rann ner i rännan. I bästa fall kunde jag vinna flera hundra mark. Jag ignorerade fullt att jag antagligen hade matat in samma summa, eller mera i automaten före det.

Jag minns gånger jag skulle köpa att par jeans, eller skor.
Jag hade en viss summa som jag fått av mina föräldrar.
När jag väl kom till stan bestämde jag mig för att gå in på
en krog istället, på en kopp kaffe och lite spel.

Vem visste, kanske man kunde dubbla pengarna man
hade i fickan.

Det slutade ofta med att jag lyfte pengar från en automat,
för att kunna slutföra vad jag egentligen kom till stan för att
göra. Om jag inte hade tillräckligt med pengar fick jag nöja
mig med ett billigare plagg än det urspungliga. Utan plagg
kunde jag inte återvända hem, då skulle man ha blivit fast.
Man får inte bli fast. Varje gång det hände fick man skäll,
och man tvingades skämmas. Det var inte bra.

Men det var väl sist och slutligen ganska små förluster.
Jag hade ju inte andra utgifter, jag bodde hemma, det
fanns inga mobil räkningar etc..

Jag jobbade ju dessutom. Jag delade ut reklamtidningar.
Min mamma hjälpte mig ofta. Pengarna fick jag hålla. Det
var väl en slags symbios, jag hjälpte henne få motion, och
hon hjälpte mig få egna pengar.

Det som är lustigt, är att man glömmer alla pengar man
förlorar, men jag kommer ihåg så gott som alla mina

storvinster, och jag minns första gången jag vann huvudvinsten. Den var i början den största motivatorn för att spela. Man ville uppleva huvudvinsten. Det var någonting man kunde skryta om med kompisarna.

Min första huvudvinst ja, den kom på busstationen i Borgå. Spelet "Noppa" eller tärning, hade kommit ut på marknaden. I spelet skulle man kasta tre tärningar, och fick man tre sexor vann man pengarna tillbaka 40 gånger. Jag fick precis det, med en marks insats. 40 fucking mark, med en mark. Adrenalinet pumpade genom hela kroppen, händerna skakade. Jag kunde inte tro att det var sant. Detta var i början på 90-talet, jag var kanske 12 och borde inte ha fått spela utan vuxet sällskap. Men vem kollade sånt på den tiden?

Efter det har jag vunnit otaliga gånger och många hundra gånger större summor. Poker var min favorit, kanske för att tempot var så snabbt, kanske för att ett av mina bästa vinster kom på just poker.

I mitten på 90-talet fyllde min mormor år och förde släkten på kryssning till Tallin. På ditresan smet jag iväg från resten av släkten för att spela som vanligt. Jag hade spelat en god stund och vunnit kanske 300 mk. Jag kunde inte sluta spela så jag var på väg att förlora allt när pokermaskinen delade ut 5 kort varav jag låste spader 5, 6 och 9. Sedan tryckte jag på "deal" knappen. Nästa kort som gavs var spader 8 och det sista kortet som visade sig långsamt på skärmen var en svart sjua, en spader sjua. STRAIGHT FLUSH, dvs en stege i färg, huvudvinsten. Jag spelade med högsta insats och kunde inte tro att det var sant, 1000 mk på en hand. Skit i att jag nästan hade förlorat alla pengar och var halvt uppgiven pga det. Allt det negativa var som bortblåst.

Skärmen flippade ut, blinkade i alla världens färger och mynten spottades ut från automaten så häftigt att en del flög ut på golvet. Som tur hade jag massor med stora fickor på byxorna och rocken. Jag fyllde fickorna så snabbt jag bara kunde och njöt av att alla såg på mig. Jag hade visat att jag kunde spela, det var min förtjänst att maskinen gav mig huvudvinsten. Jag gav mannen som spelade bredvid mig några femmor, bara för att jag hade vunnit huvudvinsten.

Under marktiden, var min största sammanlagda vinst under en dag ca. 1200 mark. Platsen var ett café som hette Ulrika. De var bra atmosfär där. Man kunde sitta där som underårig i flera timmar och spela. Förutsatt att det inte var kö förstås, det var inte bara jag som trivdes där. Ibland fick man snällt vänta tills det blev ledigt. Jag älskade att rada upp mynten på skärmen då man vann.

Ibland hade man så mycket mynt där, att man inte kunde se själva spelet ordentligt, så man var tvungen att växla till sedlar för att man skulle kunna fortsätta. Det fungerade som en sorts trofé. Alla kunde se att man visste vad man gjorde.

Café Åga, var favoritstället på ågatan där alla satt under skoltiden. Vare sig jag hade håltimme eller inte bara orkade gå i skola, gick jag dit.

Ägaren var schysst, och brydde sig inte om att ungdomarna kom dit med sitt oljud och rökte och drack kaffe. Där satt jag på den övre platån.

Jag skulle vilja veta hur många timmar jag satt framför den där pokerautomaten, eller senare Tähti, som den andra favoritmaskinen hette. Dessutom skulle jag vilja veta hur många tusentals mynt jag radat in där. Det var var det bästa jag visste. Jag hade aldrig pengar till någonting annat.

När man är som jag, totalt driven av speldjävulen, delar man upp sina pengar i spelmynt och vanliga pengar. Mina pengar var alltid spelmynt.

Varje gång jag fick pengar, smidde jag en plan för hur jag skulle gå till väga med att investera dem.

Jag vet inte om det går i samma banor som när en alkoholist räknar sina pengar i hur många doser han eller hon har kvar. Jag vet bara att det är sjukt.

2002 var ett häftigt år, jag fyllde 22 och finland fick euron det var grymt.

Pengarna liksom tappade sitt värde helt och hållet. Man blev tvungen att vänja sig med att slå in tjugo och femtio cents mynt i maskinerna. Eurons och tvåeurons värde kändes helt löjliga. Man kunde utan att blinka slå in åtta euro, nästan 50 mark i en maskin. Förrut hade gränsen varit 40 mark, men för det krävdes fyra tians mynt, nu radade man i fyra tvåor. Det kändes som ingenting..

Dessutom hade jag ju redan fått gå på krog en tid. Det var redan dubbelt dyrare att gå ut en kväll, för man skulle ha råd både med att festa och spela. När jag gick ut, visste jag inte längre hur mycket pengar jag skulle ha med, eftersom alla priser var konstiga. Jag tycker att man förrut klarade sig med 500 mark under en kväll, nu krävdes det minst 200 euro.

När man är berusad spelar man mycket effektivt. Hämningarna har domnat bort. Man antingen förlorar snabbt eller så vinner man snabbt. Man dubblar utan att fundera över vad man håller på med, ibland kunde man ha så mycket pengar i fickorna att manhelt enkelt inte ville ha mera.

Jag kan berätta att trehundra euro i mynt väger en hel del. Å andra sidan om man just har spelat bort trehundra euro kan det vara att man känner sig lite knäsvag.

Jag tog oftast förlusterna lugnt, i allafall utåtsett, med en axelryckning och några svordomar. Jag ville inte visa att jag inte kunde kontrollera hur mycket jag spelade. Då var det enklare att leka att det var småpengar.

- jag tar tillbaka dem imorgon, tänkte jag.

Det var som att jag kanske ändå inte riktigt förstod vad jag höll på med.

Om jag vann mycket, smidde jag nya planer för hur de skulle investeras, jag kunde ju t.ex köpa någonting trevligt åt min sambo.

Jag kunde också planera en riktigt stor stryktips kupong, för det är väl smartare att satsa pengarna på ett talangspel än på något turspel som automat. Jag blev mera och mera insatt i just dessa talangspel. Resultatvad, Lången, Flervad och Stryktips.

Stryktips blev min favorit, för den kunda jag kombinera med lördagens fotbolls omgång, Idén i spelet är att tippa 1 (hemmavinst), X (oavgjort) eller 2 (bortavinst) rätt i 13 st matcher , enkelt.

Flervad gillade jag speciellt mycket för att man i princip kunde vinna hur stora summor som helst. Idén är att gissa det exakta slutresultatet i två, tre eller fyra matcher. Skitsvårt, men det är väl en talangmätare om någonting. Och ju mera osannolikt slutresulatat är desto större vinst får du. I princip kunde man med 20 cent vinna flera hundratusentals euro.

Lången var lite som en backup funktion, för man behöver inte kunna tippa rätt i så många matcher som i Stryktipset. Då kan man satsa lite större summor för att möjlightvis få upp vinsterna till några hundringar. Man kan också få flera tusen, men det kräver nog rejält mera tur och mod.

I Resultatvad skall man pricka det exakta slutresulatet i en match. Det låter väl ganska lätt, men av någon konstig orsak, är det inte det. Större vinster kräver oftast också större insatser.

Resultatvad, Lången , Flervad, Stryktipset. Spel där man kunde vinna med tur, eller som jag ser på saken med att veta tillräckligt om utgångspunkterna till de diverse matcherna. Sport var min grej, i alla dess former.

Fotboll, hade alltid varit en stor del av mitt liv, och är det fortfarande. Det är fascinerande att studera de olika aspekterna av en match, vem som spelar hemma, vilketdera laget som är mindre skadedrabbat, vem som har mera på spel? Alla dessa små detaljer kan hjälpa dig förutspå slutresultatet. Jag kände att det var som bäddat för mig, jag skulle bli rik på dethär.

.

2.

Det börjar gå hårt

Det var våren 2003 som jag trodde jag var färdiglärd inom vadslagning.

Jag hade lyckats sätta dit fem Flervads kuponger och cashat in över 3.500 euro.

Real vinsten är förstås mindre eftersom jag spelade från hand till mun, allt jag vann, placerade jag på "solklara" vad, där man inte kunde förlora. Tji fick jag.

Jag låg konstant under. Jag fick aldrig upp någon ordentlig spelkassa, allting gick åt.

Proffs, i mitt eget huvud. Idiot skulle ganska många andra säga.

Jag tycker jag är en ganska intelligent person, med goda sociala kunskaper, men i det här blir jag alltid tvåa.

Man intalar ju sig själv att allt är under kontroll. Man blir helt otroligt duktig på att ljuga åt sig själv, och lögnerna kommer lika lätt mot alla medmänniskor, ibland fast det inte ens behövs knäpper man till med en vit lögn. Inte egentligen för att man vill, för att man kan.

Linda, min fru, har många gånger sagt att hon inte förstår att hon inte såg tecknen. Hon känner sig dum för att jag lurade henne så totalt. Jag kan bara säga att man gör vad man måste för att överleva, och det är precis det mitt liv var, varje dag, en kamp om att överleva. Min kamp var att hinna vinna tillbaka de pengar jag förlorat, så ingen fick veta vad jag höll på med.

Jag hade ju nog för länge sedan märkt att jag inte höll i trådarna längre. Men det var ju genant, jag kunde ju inte visa det åt någon annan. Jag kunde inte visa att jag var en förlorare. Jag blev tvungen att spela, spela för att vinna. Det var det ända sättet att överleva.

Hösten 2005 hade vi tagit lån för vår första egna lägenhet som vi senare sålde med god vinst, vi fick in massor med pengar på den affären. Så vi hade det inte så dåligt ställt. Jag tog pengarna åt mig och placerade de på en säker fond.

Jag hade också skaffat mig ett kreditkort, för jag visste att jag aldrig skulle ha haft råd att köpa Linda en sån förlovningsring hon ville ha. Jag köpte den och jag friade, hon svarade jakande. Vi hade två perfekta barn, så det kändes som den naturliga vägen. Allting var egentligen riktigt bra.

Det ända problemet vi hade var att lägenheter i den storlek vi ville ha, med 4 rum var så ofantligt värdefulla att vi med våra små inkomster inte hade en chans att få såna lån vi hade behövt. Vi flyttade först in på hyra hos en halvbekant, tills vi lyckades få en boenderättslägenhet av SATO. Vi satsade ungefär hälften av försäljningsvinsten på den. En boenderättslägenhet fungerar så att man löser ut 10% av lägenhetens värde, och sen betalar man hyra. Lägenheten blir aldrig din egen.

 Att vi inte hade råd med ett eget hus ringde ju i mitt bakhuvud som den största utmatningen någonsin. Hur kunde jag få till det så att vi kunde köpa ett eget hus, så vi skulle ha tillräckligt med utrymme för hela familjen och allt vårt skrot.

Min fru är till lynnet en samlare av fina attiraljer, skit det samma om vi hade plats eller inte, om den var fin eller kanske tom. värdefull. Hon hade lärt mig, att det faktiskt hade någon skillnad med vilka bestick man åt eller att tallriken faktiskt skulle vara nätt, där under maten. Hon strävade alltid till att allt skulle se vackert ut.

Det är i och för sig, inget fel i det, men det var liksom det viktigaste. Hon hade haft turen att få jobba på en fabriksbutik som säljer dessa fina fat som dessutom var värdefulla. Hon hade ju fått köpa massor av dem, mycket billigare än vanliga människor, så vi hade huset fullt med vackra tallrikar, glas, bestick, stekpannor, ugnsformar och whatnot. Vi levde enligt en standard som vi inte hade råd med. Inte minst för att jag spelade. Vi hängde titt som tätt efter i räkningar, och det fanns aldrig överlopps pengar. Om bilen gick sönder, fick oftast Lindas föräldrar eller bror se till att få den fixad. Det kändes för jävligt. Vi var helt beroende av andras plånböcker och jag var totalt bestämd att få ordning på det.

Jag jobbade på restaurangbranchen. På krogar som bartender och servitör. Det är ett helt ok jobb, förutsatt att man inte bryr sig om de urdåliga arbetstiderna, och de irriterande kunderna.

I krogarna finns det naturligtvis spelautomater. Ofta flera stycken. Under ett shift, spelade jag massor. Speciellt när krogen stängdes och kunderna fick gå hem. Då startade jag upp maskinerna och spelade främst den maskinen som hade fått i sig mest mynt under kvällen. Vi hade många stamkunder som spelade massor. En del kunde spela flera hundra euro under en dag. Jag förlorade också hundringar i maskerna. Det fanns ett fat på jobbet, dit restaurangchefen hade satt en viss summa pengar man kunde låna, bara man betalade tillbaka inom utsatt tid. Pengarna var i flitigt bruk. Ofta spelade jag tills jag fick tillbaka pengarna jag hade förlorat. Ibland blev man dock tvungen att lyfta av sina egna pengar för att få skulden betald. Det var en galen tid, jag ryser till när jag funderar på hur mycket jag spelade.

Om jag vann och hade fickorna fulla, kunde jag med gott samvete investera pengarna på talangspel. Det fanns en kiosk nära jobbet, så man kunde snabbt lämna in kupongerna. Det var en ganska trevlig period i en spelgalen persons liv. Jag träffade ju massor med likasinnade personer på jobbet. Vi hade en gemensam nämnare. Mest talade man förstås om sina vinster, men det är lättare att skratta åt sina förluster då alla vet vad det handlar om.

3.

Tiden före bröllop ca 6 mån

Som sagt hade jag och min sambo bestämt oss för att gifta oss. Allt var färdigt planerat.

Kyrkan var bokad, festplatsen fixad, alla inbjudningar var sända. Det fanns bara en liten liten skugga över det hela. Min sambo var lyckligt ovetande att jag spelade. Eller ja, hon visste att jag spelade, men inte hur mycket jag spelade.

Jag visade gladeligen upp alla vinster för henne och avböjde talangfullt alla frågor om hur mycket jag egentligen spelade.

- tja, några tior i veckan, var ett ganska vanligt svar

Faktum var, att jag vid det skedet hade arbetat upp en skuld på 15.000 euro, en skuld jag inte klarade av mera, alla snabbkrediter var använda, Mastercard var utmaxad, och min kreditvärdighet hos alla mina vänner, släktingar, främst min mor, var på minus.

Vi hade grälat lite tidigare. Hon tyckte jag var på så dåligt humör hela tiden, och ville veta vad det var som tyngde.

Jag levde under konstant press för att jag helt hade tappat kontrollen över spelandet, och var därför ett litet pisshuvu för det mesta. Jag förstod att det kanske var rätt stund att berätta min hemlighet, och att det dessutom var nödvändigt eftersom vi skulle gifta oss.

Jag satte mig bredvid henne på soffan. Hon såg på tv.

Jag tog fram mina hundvalpsögon och efter några djupa andetag frågar hon vad det är, eftersom hon helt tydligt ser, att jag vill säga något

- Jag måste berätta något för dig, och du kommer inte att bli glad. Men jag måste få det sagt före vi gifter oss, så att du hinner ändra dig om du vill…

Hon vänder blicken från tv:n mot mig, men sådär vänligt "hur kan ja stå till tjänst" aktigt

- säg bara vännen, vad är det?

- nu är det så att jag spelar, jag spelar massor. Jag har nu en skuld på femton tusen, och jag vill att du får veta det nu, så du kan välja om du på riktigt vill gifta dig med mig. Förlåt, jag vet inte vad annat jag kan säga.

Jag hade hört talas om, hur man kunde se en människa gå sönder. Blicken hade ändrats från den där snälla och

varma till en kall och förbannad, oförstående blick. Ja, helt
jävligt förbannad.

- va säger du, alltså ljuger du? va satan säger du?! Varför
  har du inte berättat det här tidigare?!

Sedan bryter hon samman, den där förbannade blicken
smälter bort i ren förtvivlan.

- varför?

Jag är helt förlamad, jag vet att jag precis har rivit sönder
världen för den viktigaste personen i mitt liv. Och på
någon nivå tänker jag att allt är slut. Hur skulle hon kunna
förlåta mig för dethär?

- jag vet inte? får jag ur mig, jag sväljer några tårar

- jag ville bara att vi skulle ha mycket pengar, det som du
  vill så mycket, allt det som dina vänner har,
  egnahemshus, resor, smycken, whatnot...

- men... int får du väl det med att kasta bort pengar på
  spel.

- nä...

Hon går bort, och jag vet att allt är i hennes händer, hon
håller korten. Det är hon som bestämmer efter det här.

Jag hör hur hon låser dörren till badrummet och faller samman.

På något konstigt sätt känner jag mig lättad, jag hade så länge skjutit upp den här stunden. Inte för att jag inte vågade berätta, nej absolut inte, för att jag före den här stunden hade haft möjligheter kvar att vinna de pengar jag behövde, för att då få vara hjälten istället.

Det var inte så länge sedan som det började gå för hårt.

För det första hittade jag snabbkrediternas underbara värld. Underbar för en spelare, ingen frågar vad du skall med pengarna. Det var snabba cash på max 15 minuter. Allt började med små pengar, en hundring då och då för att skarva i lite.

För det andra hittade jag kasinon online.

Samma spel som penningautomatföreningens automater i butikerna, men snabba, hemliga och framförallt med större huvudvinster. Det var otroligt, jag lyckades med små investeringar, 20 - 30€ få upp flera hundringar, och det verkade så perfekt, så enkelt.

Jag vet inte om jag bara inbillar mig, eller om de som driver dehär spelsidorna på internet medvetet låter dig tro att du är skicklig för att du skall spela mera. I vilket fall som helst, gick det som på räls. Jag var duktig på det här.

Det gick inte länge före hade jag vunnit 4000 euro på en hand i poker på webben.

Royal Straight Flush, i hjärter, med en insats på fem euro.

Just då, den sekunden var jag totalt skuldfri. Jag hade kunnat betala bort min brukskredit, på 2000€, som jag redan länge haft utmaxad. Efter det skulle jag ha kunnat betala bort mitt studielån. Allt var perfekt.

Hur kunde jag vara så jävla bra på att spela, jag hade ju övat så kort tid. Jag bad om att få lyfta pengarna från spelkontot till mitt eget. På de några dagarna det dröjde för pengarna att komma till mitt finska konto från Malta, hade jag redan budjeterat om hela summan. Och det dröjde knappast en vecka så var hela beloppet bortspelat.

Tanken var förstås att jag, eftersom jag var ett proffs, kunde använda mitt nya startkapital för att trolla fram min egendom lätt och galant.

Det som bör noteras är att då man vinner mera blir insatserna också högre. Så en summa på 4000 euro känns egentligen inte som mera än 100 euro då man bara ser dem som spelmynt. Det som avgör är hur spelmarkerna investeras.

 Det jag gjorde var att snyggt placera pengarna på talangspel och förstås lite lotto, för om man inte lottar kan man inte vinna. och drömmer man om vinsten är man halvvägs framme, eller hur Veikkaus?

Jag tror jag vann ca 100 euro som jag troligen spelade upp på någon spelautomat i en krog.

Nu var jag tillbaka där jag började, men det var inget problem. Hade jag en gång, med min talang, lyckats få den där kungliga stegen i poker kunde jag få den igen.

Här hör jag någon undra varför jag inte slutade spela. Jag hade ju vunnit så mycket att jag inte skulle behövt spela mera. Jag förstår tankegången, men det är inte så svartvitt. Jag hade i mitt huvud övertygat mig själv att detta är lätta pengar. Jag hade ju inte spelat så länge på nätet. Om man bara spelar rätt så kan man inte förlora. Ingen kunde hindra mig nu.

Det var det ända jag behövde för att nå min dröm. Mycket pengar och en lycklig familj, i ett egnahemshus, med vitt staket och kanske t.o.m strand. Det hade varit så ljuvligt.

Nu lyfte jag nya snabbkrediter, och registrerade nya spelkonton. Förlorar man på ett kasino, skall man för fan inte ta emot skiten, utan då gör man ett nytt konto på ett annat nätkasino. Utbudet är stort. Jag spelade varje dag och det var korta systematiska attacker som blev mera och mera desperata, man ville ju inte bli fast. Man får inte bli fast.

Och kom ihåg, det skulle bli en överraskning för Linda när jag en vacker dag slog pengarna i bordet.

Om Linda gick i duschen, eller på toaletten startade jag spelet. Man hinner utmärkt spela en hundring under tiden. 100 euro räcker med god tur hela tiden hon är borta, man kan t.o.m. få upp en vinst på på ett par tusen. I värsta fall går det två drag så måste man flytta nya pengar till spelkontot, men det går kvickt, för browsern kommer ihåg kortnumret och lösenordet så det nästan bara att trycka Enter tre gånger så kommer pengarna flygande. Som värst hade jag överskridit min kreditgräns på kortet med 1700 euro. Om man vinner kan man betala bort skulden, i annat fall får kortet vila och man spelar snabbkrediterna istället. Mittiallt sitter man då där och märker att snabbkrediterna är slut, mastercard avstängt och de egna pengarna slut.

Detta var då alltså fallet denna dag, vårvintern 2008.

Jag hade stött botten och blev tvungen att berätta för
Linda vad det var som gjorde att jag alltid var på så dåligt
humör, då jag var hemma.

Det går några dagar som Linda processar vårt förhållande
och vår framtid. Våra samtal är fåordiga, vi säger ingenting
överlopps.

- hur har dagen varit?

- inte vet jag, har du spelat?

eller

- vad ska vi äta?

- int vet jag, har du spelat?

Ni vet? det där vanliga.

Jag väntar hela tiden på dödsstöten, meddelandet att vår
tid tillsammans är förbi och att jag skall packa mitt pick och
pack och försvinna ur hennes liv. Jag var helt inställd på
det och blev mycket överraskad när dagen för
uppgörelsen till sist kom.

Hon hade räknat ut hur vi kan få det att gå ihop. Hon
sparkade inte ut mig, och hon tänkte inte göra det heller,

jag antar att det var för barnens skull, de var 5 och 2 år och behövde väl sin far.

Vi skulle ta ett banklån på 15.000 euro. Men vi skulle hålla låg profil. Ingen som inte var inblandad skulle få veta.

Min mamma visste vid det här laget om allt. Hon var ändå inblandad genom att hon lånat pengar åt mig, som jag ganska ofta behövde när det körde ihop sig. Mamma hade sett på mitt spelande från tonåren och var alltid redo att hjälpa. Såhär efteråt tänker jag att det hade varit bättre om hon sagt nej och kanske bankat skiten ur mig ibland. Men det sorgliga är att jag nog hade finansierat mitt behov på något annat sätt då. Och jag tror att det var det som drev henne. Hon var rädd att jag skulle bli inblandad i någonting kriminellt om hon inte ställde upp. Jag är glad att jag aldrig behövde få reda på om hennes rädsla var befogad.

Det var hon som gick i borgen för lånet.

Dagen jag fick lånet på mitt konto var som en julafton. Jag satt på jobbet kl.9, före öppningsdags, i ett bakrum med dator.

Jag jobbade inte på krogen mera utan i receptionen på ett gym. Högen med räkningar var lika tjock som ett uppslagsverk, indrivningsräkningar som alla var några futtiga hundralappar, en halv timme efter att den första räkningen var betald hade jag 178€ på kontot och alla mina problem kändes som bortblåsta. Jag tyckte jag var skuldfri, på sätt och vis.

Detta var alltså våren 2008, några månader till bröllopet. Jag hade fått en ny början, ingen skickade räkningar eller ringde efter sina pengar. Snabbkreditsbolagen fortsatte förstås att skicka sina reklam sms, men jag höll mig i skinnet tillsvidare. Jag mådde ju så bra.

Sakta men säkert började dock missnöjet gro i mitt huvud. Jag tyckte det var orättvist att jag hade en skuld på 15000 som jag inte hade fått någonting för. Det var ju en skuld på luft. Jag började fokusera mera och mera på hur jag skulle kunna vinna tillbaka pengarna. Det var ju den ända möjligheten att börja om på riktigt. Ibland förtryckte jag tankarna. Ibland talade jag med Linda. Jag gick också på den lokala missbrukarkliniken, det hjälpte inte mycket. Det var en massa tomt prat, jag sade mest vad de ville att jag skulle säga, för att få sympati.

Jag tyckte också det var orättvist att Linda hade halva skulden, fast hon inte gjort någonting. Jag kände att det måste fixas, så jag kunde vara hjälte istället för en loser.

Planerna grodde inuti mig och de skulle faktiskt så

småningom få chansen att slå ut i blom.

4.

Bröllopet och tiden efter det, ca 3 mån

Bröllopet är en av de bästa dagarna i mitt liv. Vi fick ett enormt stöd av alla våra vänner och släktingar. Vi behövde i stort sett inte betala någonting med egna pengar. Det var otroligt.

Jag hade öppnat ett konto för bröllopsgåvor. Vi fick in massor med pengar. Det skulle bli vår egentliga bröllopsresa, när vi hade återhämtat oss lite. Det blev aldrig så.

Redan på vår inoffieciella bröllopsresa till Tallin tog jag första steget mot avgrunden. Jag kom på att jag nog kunde spela lite då Linda gick på toaletten. Jag spelade 2 euro.

Myntet slank snabbt ner i automaten, så fort jag var ensam. Adrenalinet pumpade. Jag var rädd för att det skulle finnas någon bekant på båten som kände igen mig. Jag hade först jättedåligt samvete, jag hade ju lovat att aldrig spela mera. Men den känslan gick fort förbi.

Jag vann ingenting och det var inte ens därför jag spelade. Jag bara ville spela, och det kändes det så skönt, främst för att det bara var bara tidsfördriv. Det var inte så att jag måste spela för att vinna tillbaka mina förluster. Jag kunde spela för att det var roligt.

Sakta kände jag igen att jag kunde fixa våra problem. Allt skulle bli bra, vi skulle ha pengar och egendom, vi skulle ha respekt från omvärlden. Nu var vi bara fattiga förlorare.

Efter resan dröjde det inte länge förrän jag lyfte min första snabbkredit igen, nätkasinot kallade och jag var inte långsam på att svara. Det gick utför, och det gick fort.

Jag hittade på en suverän plan för att Linda inte skulle få veta något. Jag kom hem från jobbet under lunchen varje dag, för att länsa postlådan så att hon inte hittade snabbkredits räkningarna. Det var hon som tog in posten efter jobbet. Det var vår överenskommelse, efter det som hände på våren.

Postelijonen måste ha tänkt att jag är knäpp, när jag ibland stod vid postlådan och väntade att hon skulle komma. Och hon, om någon, visste väl vad det var för post jag väntade på. Det var genant men jag hade inget val. Jag måste gömma räkningarna tills jag hade möjlighet att betala bort dem. Jag fick inte bli fast.

På jobbet undrade de säkert varför jag var tvungen att fara hem varje dag samma tid. Jag ignorerade det.

Ibland blev jag tvungen att göra en överlopps visit hem. För ibland är posten sen, om det t.ex.kommit snö.

Jag kunde inte riskera att Linda kom hem tidigare än planerat. Det värsta var om hon stannade hemma från jobbet helt och hållet. Då kom jag hem med den ursäkten att jag ville se henne, eller att jag hade glömt någonting. Det var löjligt, men jag hade inget val. Om Linda ifrågasatte mitt rännande lekte jag att jag tog illa upp för att hon täcktes misstänka mig för något. Lite martyri så var allt lugnt igen.

En dag kom utmätningsmannen hem till dörren, vi var båda ute på framgården. De hade försökt ringa mig, men om man inte svarar i telefon, blir de tvungna att hämta hem notifieringen. Det är ett brev där man hade blir kallad till mötet där de fastställer utmätningen av en fordran.

Jag visste vem hon var, vi hade haft kontakt tidigare. Linda var helt förbryllad, men jag lekte lika överraskad som hon, och stod stenhårt fast i det att det måste vara någon gammal räkning från före bröllopet. Jag hade ju inte spelat. Det löste sig, eftersom räkningen var en snabbkredit från ett bolag som Linda kände igen från den tigare uppgörelsen. Jag lovade räda ut det. Det var riktigt nära ögat den gången.

När december kom hade jag stött huvudet i väggen igen. Alla snabbkrediter var använda och jag kunde inte trolla fram mera pengar. Den här gången behövde jag inte själv ta initiativet till uppgörelsen.

Jag kom hem från jobbet en dag. Där satt min fru vid köksbordet. Framför sig hade hon en indrivningsräkning. Det gick rätt så smärtfritt, jag grät och var ledsen för att jag var en så dålig människa, hon grät för att hon var så arg, och för att hon inte visste om klarade av dethär mera.

Igen var det skönt att inte behöva ljuga mera. Det hade varit så jävla stressigt att dölja allt, för alla. Ingen visste ju vad jag höll på med. Jag tyckte t.o.m. det skulle ha varit helt rätt att Linda hade lämnat mig. Jag var så säker att hon skulle göra det, så jag planerade färdigt samtalen till alla vänner och bekanta. Det skulle ha varit ledsamt, men, kolla vad jag hade höll på med. Nu hade jag två gånger spelat upp stora summor med pengar jag inte hade, och ljugit henne rakt i ansiktet otaliga gånger.

Skulden visade sig vara lika stor som första gången. 15000 euro. Nu hade jag då trollat fram en skuld på 30000 på under ett år.

Av någon helt ofattbar orsak, bestämde sig Linda för att unna mig ytterligare en chans.

Hon gav mig ansvaret för att hitta någon som kunde gå i borgen för lånet. Min mamma kunde inte ensam backa det större lånet. Och igen, fick ingen annan veta något. Vi skulle hålla så låg profil som möjligt. Man får inte bli fast.

Den här gången begärde jag hjälp av en moster som i sin tur gick i borgen för lånet, jag berättade inte för henne att det var spelskulder. Jag ljög kallt att det var ett renoveringslån. Hon ställde inte några frågor.

Så nu hade vi då ett lån på 30000 euro, ett lån på luft. Jag kände som att jag inte hade fått annat än skit i handen för den summan. Mitt självförtroende var på botten. Mitt människovärde noll. Det var inte såhär det skulle gå.

Och nu var jag rosenrasande arg inombords. Det var så förödmjukande. Jag var så besviken över att jag varit slarvig. Att Linda hittade kuvertet. Igen tryckte jag galant undan mitt ansvar i det hela.

Redan då jag grät vid bordet tror jag att jag bestämde, att jag skulle gå "all in", som man säger i pokerjargong, då man satsar allt man har på en gång.

Jag skulle, fan ta mej, vinna tillbaka dedär pengarna. Nu var det personligt.

Jag hade nu två gånger gjort bort mig och kände mig faktiskt som ett offer. Du som läser det här känner antagligen att jag var en bortskämd skit som inte kunde annat än kasta bort all hjälp jag fick av de närmaste.

De människor jag brydde mig mest om hade alla tappat sitt förtroende för mig. Jag var som ett barn som måste ses efter hela tiden. Jag gav min fru användarrätt till mitt konto, ingenting var bara mitt nu mera. Jag tyckte synd om mig själv.

Jag ville ju nog djupt därinne sluta spela så jag gick med på att söka hjälp. Jag prövade på en ny service som Veikkaus hade lanserat. "Peli poikki" där jag blev tilldelad en egen stödperson, Timo, som ringde mig en gång i veckan. Jag talade nog med honom, men berättade igen alla saker som han ville höra. Jag fick absolut ingenting ur det, annat än att Linda såg att jag försökte. Efter att åtta veckor hade gått, var vår terapi på slutrakan. Han skulle ringa igen efter ett halvt år, för att kolla hur jag hade det. När han ringde svarade jag inte mera.

Jag gick också på Borgå stads missbrukarklinik, den hjälpte faktiskt till en del. Det är annat att diskutera ansikte mot ansikte, än med någon helt okänd person i telefon. Jag fick också träffa en läkare, som jag faktiskt gillade. Han var på samma våglängd som jag. Han hade haft mycket kontakt med alkoholister, och det var egentligen det som blev ett problem. Han kunde bara på en teoretisk nivå förstå vad jag gick igenom.

I Borgå fanns heller ingen GA, anonyma spelare stödgrupp. Jag skulle ha varit tvungen att åka till Helsingfors på onsdagar kl. 18, men jag var på jobb då. Det kändes inte annars heller så lockande att köra så långt för det.

Det irriterade mig att ingen hade grundat en sån grupp här. Jag visste ju att spelberoende är ett vanligt problem. Oavsett vilken butik eller krog man går in i står de samma personerna, och spelar vid samma maskiner, dag ut och dag in.

All terapi gick på en ganska allmän nivå, inte direkt på hur jag kände mig och vad jag ville. Men det goda i allt var att de här människorna tog mig på allvar. Det var skönt. Och igen såg det ut som att jag försökte på riktigt.

 Läkaren ville att jag skulle pröva medicinering, en medicin som skulle hjälpa mig över ilskan jag kände mot mig själv och mina skulder.

Ibland kom Linda med på terapin, det var ok. Men inte tycker jag att jag fick jag mera ut av det för det. Det var lite synd, men ilskan och hatet växte inom mig hela tiden. Trots att jag åt medicin. Jag hade bara en tanke i huvudet.

Jag skall fixa allt.

5.

Början på slutet

I något skede av våren 2009, sprack min självkontroll, jag tror det var så att jag helt på skojs skull prövade om jag fått tillbaka min kreditvärdighet hos snabbkredits bolagen. Det visade sig att de inte har någon koll på vem som lyfter deras pengar. Jag hade ju riktigt nyligen haft indrivningräkningar från alla de stora företagen. Nu satt jag mittiallt, igen, med en snabbkredit på kontot, jag trodde inte det var sant.

Jag kommer inte så noga ihåg hur och när saker hände under den här tiden för det gick som i en dimma. Jag vet bara att det gick undan.

Under en väldigt kort tid hade jag lyft alla snabbkrediter som jag då visste fanns till förfogande. Jag hade flera lån av samma företag, för de använder dotterbolag för att vara effektiva. Den största snabbkrediten jag fick var 4000 euro. Jag fick FYRATUSEN EURO, på en kvart, utan att de blinkade eller krävde garantier.

Under månaderna som gick tror jag, att jag som bäst låg uppe vid 28.000€ på nätkasinots spelkonto. Jag spelade fem hands poker, med en insats 25 € per hand. Jag satsade alltså 125 € varje gång jag tryckte på knappen. Om jag hade fått den där satans Royal Straight Flushen på öppningshanden, hade jag vunnit 100.000 på en gång.

Det gick fort, jag dubblade allt jag kunde, oftast bara en gång, för det måste vara systematiskt, annars förlorar man. Man måste spela rätt.

En gång hade jag dubblat en mindre vinst fyra eller fem gånger och nu skulle jag välja stor eller liten för 16000 euro, jag tryckte på musknappen och stängde ögonen.

Man hörde på ljudet från datorn om det gick rätt. Det lät ktsch om det gick fel och ktsching om det gick rätt.

KTSCH! mitt hjärta pumpade så hårt att jag nästan inte fick luft, jag trodde jag skulle dö. Varför hade jag dubblat den där sista gången. Jag kunde ha lyft 8000 spelmärken istället.

- helvete! tänkte jag och tryckte vidare.

- nåja, ingen panik. Jag tar den på nästa dubblingen.

Jag har en gång i mitt liv dubblat så högt. Det kom inte flera gånger.

När man misslyckas så höjer man tempot och blir aggressivare för man resonerar att man vinner snabbare tillbaka det man just förlorat. Allt detdär psykandet om att ta det lugnt och spela rätt bara försvinner. Man tar risk på risk, och som vi alla vet heter det risk för en orsak. Ingenting är säkert.

Jag dubblade allt jag vann, och många gånger. Men det gick aldrig vägen. Jag förlorade hela tiden.

Under de kommande månaderna spelade jag på allt, spelmaskiner, nätkasinon, talangspel. Lönen var i praktiken slut samma dag som den betalats in på mitt konto, och hyran fick vara, det var 800 ju spelmynt, pengarna vi hade fått som bröllopsgåva och den resterande vinsten av vår förra lägenhet, allt var som bortblåst.

Jag hade gått all in, och jag hade misslyckats brutalt.

Jag lånade pengar av min chef, jag betalade tillbaka lånen endast för att lyfta dem igen. Där drog jag linjen, man fick inte förlora ansiktet på jobbet. Jag skulle ha kunnat stjäla pengar från jobbet, jag hade ju tillgång till kassan, men det skulle lämna spår, man får inte lämna spår, för då blir man fast. Man får inte bli fast.

Det var som en mardröm. jag kunde inte sova på nätterna. Jag käkade medicinen för att trubba av den värsta spetsen av ilskan. Jag var arg som ett bi under dagarna, mot alla utom kunderna på jobbet. Jobbet måste man sköta med äran i behåll. Men man kan ju bara fejka till en viss gräns, till slut går det inte mera.

Mina tankar kretsade konstant runt hur jag skulle få pengar. Vem jag kunde misshandla eller råna utan att bli fast.

Jag blev tankspridd och glömde de lättaste av arbetsuppgiterna som chefen gav mig. Det resulterade i, att jag till sist fick en skriftlig varning. Vid det laget hade jag fått många muntliga. Och jag såg på min chef att hon inte ville, men hon var tvungen. Det kunde bara inte fortsätta såhär.

Jag skärpte mig så gott jag kunde, men fokusen var fortsatt på var jag kunde få pengar.

Jag hade tidigare försökt undvika de små snabbkrediterna för jag tyckte inte de spelade någon roll, jag ville ha hundringar inte tior. Nu blev jag tvungen att lyfta dem. Jag tog krediter på 25 euro.

Ibland kunde jag faktiskt vinna, och varje vinst gav en ny gnista, man fick nytt hopp. Och pengar.

Jag överlevde en dag i sänder. Förra gången jag blev fast hade jag varit slarvig, det skulle inte hända igen. Jag hade t.o.m tänkt att jag skulle skaffa ett postfack för räkningarna, men det kostade för mycket. Jag fick bara fortsätta med att se till att det inte fanns räkningar bland den vanliga posten.

6.

Avgrunden väntar

Jag kommer ihåg dagen jag fick brevet från tingsrätten, känslan av att det är kört, att jag blir dragen till domstol, alla skulle få veta. Jag nonschalerade till en början helt det faktum att jag faktiskt hade tre månaders hyra obetald till SATO. Och att vi faktiskt skulle bli vräkta om jag inte sket fram 4000 € på en gång. Det var liksom någonting man kunde leva med. Det krävde ju bara en lite större vinst i Flervad, så man fick den betald.

Jag ringde faktureringsavdelningen på SATO och fick diskuterat till mig tre veckor att betala hela summan. Ett problem var löst, det skulle ordna sig. Man får lösa ett problem i gången. Tar man itu med alla problem på en gång, skiter det sig. Det gäller att prioritera.

Nu hade jag ju redan använt de flesta snabbkrediterna som fanns att få. Så det återstod att googla fram någon som skulle låna pengarna åt mig. Jag sökte varje dag. Som tur var det en tid där nya småföretag dök upp titt som tätt.

Jag kunde ha upp till tre krediter av ett företag, de brydde inte sig att kolla mina uppgifter och jag brydde inte om villkoren för lånet. En dag hittade jag banken Santander som lovade upp till 15.000 euro utan garantier. Jag satte in en ansökan och slängde ut en bön i luften.

De svarade mig inom några dagar att de inte kunde gå med på 15.000, eftersom mina inkomster var så låga, men att 4000 euro inte var ett problem

Det var som en dröm, nu skulle det bara skickas några bilagor till dem, så kunde de föra över pengarna till kontot.

Det skulle bli midsommar snart. Mitt problem var att jag hade hyrt en stuga i mellersta Finland, för hela veckan 15. – 21.6.2009. Jag skulle inte hinna få pengarna inbetalda på kontot före vi åkte.

Vi reste upp till Suonenjoki som planerat. Under veckan utforskade vi vad det fanns och till min lycka hittade vi ett bibliotek i Rautalampi. En liten kommun mellan Jyväskylä och Kuopio. Jag övertalade min familj att vi skulle besöka biblioteket för att se om de hade internet. De hade de. Jag låtsades surfa på facebook, men de facto satt jag på nätbanken och betalade min räkning på ca 4000 euro till SATO. Igen hade jag släckt en eldsvåda.

Problemet löst för nu, vi kunde fortsätta bo kvar och min fru behövde aldrig få veta hur nära en vräkning hon var.

Vi firade midsommaren på stugan med några vänner som kom upp på midsommarafton. På söndagen när vi återvände hem, visste jag att postlådan skulle vara smockfull med post jag inte ville visa Linda.

Jag måste vara snabb och på samma gång distrahera henne. Till all tur hade hon bråttom till toaletten så hon sprang in före resten av oss, jag tömde postlådan, och sorterade vanlig post från mina räkningar. Sedan gömde jag dem, blixtsnabbt i en rock i tamburen.

Jag kände mig faktiskt så stolt över att jag hade tränat till mig dessa, nästan ninjalika talanger. Jag mös för mig själv. Jag skulle klara det. Detta var då naturligtvis i juni 2009

Efter den resan, hade jag inte så mycket pengar till mitt förfogande, men jag lyckades finansiera familjelivet med talangspel. Det är otroligt hur det kunde gå vägen. Jag spelade mycket Flervad för då kunde man vinna mest med minsta satsning. Jag brukade ha några s.k. "utopi vad" som skulle ha tömt kassan på Veikkaus om de träffat. Sen hade jag backups som såg till att jag hölls vid liv. Det var oftast några simpla Lången vad som hämtade in de summor jag behövde för att t.ex. föra hem mjölken och brödet jag lovat.

Sen kom dagen då mitt liv stannade, jag hade lämnat in en kupong flervad. Den var väl kanske värd 40 euro. Insatsen var 50 cent. Det var ett Superflervad, med fyra matcher. Jag prickade tre matcher rätt, och den fjärde var ett mål ifrån. Oddset låg på snäppet över 100.000, jag skulle ha fått över 50.000 euro. Skulle ha fått...

Mitt i allt inser jag nu att mitt hopp var ute. Jag hade varit så nära, med den där kupongen, och man kom sällan sådär nära.

Jag märkte att jag för första gången funderade om det kanske fanns ett annat sätt att få slut på allt. Främst det hemska illamåendet.

Jag kom hem, ropade hej när jag steg in från dörren, kramade mina barn turvis. Sen gick jag upp på badrummet. Där tappade jag kontrollen, och lade mig på golvet, och grät så att det krampade i hela kroppen. Jag skulle ha vilja skrika fullt ut, men det skulle ha hörts till nedre våningen. Jag vet inte hur länge jag låg där och kved, jag vet att jag var helt slut.

Jag var så förstörd. Hur kunde jag någonsin klara dethär, det gick inte. Jag steg upp och ställde mig framför spegeln

Din skit, din vidrigt äckliga lilla skit.

Ögonen som stirrar tillbaka i spegeln är rödsprängda och blicken är helt tom. Jag känner inte igen mig själv.

Tårarna rinner ner för kinderna och det känns som att allt är slut. Pengarna, äktenskapet, allt.

När jag har torkat ansiktet och öppnat dörren, går jag ut förbi min dotter, jag svarar henne ingenting. Jag bara håller tillbaka tårarna

- Jag far ut, säger jag i farten åt min fru i köket

Hon säger någonting, men jag är redan ute.

Jag antar att hon undrade vart jag nu skulle fara, när jag kom hem för bara en liten stund sedan.

men jag hör inte hela frågan.

- bara ut och åka, säger jag för mig själv.

- bara ut och åka...

Jag går ut i bilen. Tårarna rinner ner för mina kinder igen, jag inser nu att jag inte klarar det här. Jag hade klarat det så många gånger, men nu var pengarna slut på riktigt, jag hade använt alla mina chanser. Om jag återvände hem skulle stormen vara så hemsk att jag inte ens vill tänka på den, och jag måste pausa i backandet, så jag inte krockar med de andra bilarna på parkeringsplatsen.

Jag kör ut från tätorten, jag har bestämt mig, jag fixar det, det är över.

Jag riktar bilen ut på Mörskom vägen och kör norrut. Jag väntar att det kommer en lastbil eller något stort så att det inte kunde gå fel. Jag fick inte misslyckas, då skulle jag bli fast.

Jag har aldrig varit så rädd i hela mitt liv. Det kommer bara små personbilar. Jag vet att jag nu en gång för alltid kan visa alla att jag klarar av att slutföra någonting. Tårarna rinner fortfarande, men inte lika mycket som för en stund sedan.

Medan jag kör märker jag att jag kanske inte vill sluta allt såhär. Jag släpper in tankarna jag förtvivlat försökt stänga ut. Vad händer med Linda, och barnen. Mina barn förtjänade väl inte att leva utan far. Och Linda hade redan två gånger offrat så mycket för att ge mig en ny chans.

Jag hade läst så många nyheter om föräldrar som hittade den här vägen ut, och vad det gjorde åt de som blev tvungna att leva vidare. Det hade alltid kännts så orättvist. Hur kunde man göra så?

Nu var det ju faktiskt så att jag hade förstört allt, och inte bara en gång, tre gånger om. Hur skulle jag kunna gottgöra det. Det kunde jag ju inte. Jag vaknar till när en långtradare kommer körande i hög fart. Det kändes inte alls lockande att köra under en sådan. Jag vågar inte.

Jag kör in bilen på en hållplats, jag drar andan. Sedan vänder jag bilen och kör hem.

Jag är nu mycket medveten om att jag kommer att bli fast, men jag accepterar det. Jag ser nästan tom. framemot det.

Jag hade i det här skedet turvis ringt upp alla mina förra chefer, också min nuvarande för den delen. Och min morbror. Jag hade ringt upp alla som jag kände som kanske hade så mycket pengar att de kunde tänka sig låna ut en del. Jag hade begärt om ett lite större lån som jag skulle betala tillbaka inom tre månader. Vilken tur att ingen av dem gick på det. Vem vet hur länge allt skulle ha fått fortsätta. Och vad som hade hänt när de fick veta att det inte fanns pengar att kräva tillbaka.

Några dagar senare är jag på jobbet när min telefon ringer. Det är Linda, jag vet varför hon ringer. Jag orkade inte tömma posten idag. Jag vet att hon vet. Jag vet att det är slut.

Innan jag hinner säga någonting i luren hör jag

- va e de för satans räkningar som du får nu igen?

Jag är tyst en stund.

- mmm, ja vet, ja kommer hem snart, vi tar det sen.

Jag lägger på.

Jag känner en underlig känsla i hela kroppen. Jag har aldrig efter det heller kännt ett sånt lugn inombords. Det måste ha varit någon form av nirvana

Jag hade inte på länge varit så avkopplad. Jag bryr mig inte om att jag kommer att bli riven i stycken. Jag bryr mig inte om att mitt äktenskap är slut. Jag känner bara en djup lättnad.

Allt är förbi.

Jag behöver inte ljuga mera.

Det är 4.8.2009

7.

Det nya livet

När jag tänker tillbaka på den första tiden av mitt nya liv, är det främst lättnaden jag minns.

Jag kunde igen sova om natten, länge hade det varit så att jag bara svängde fram och tillbaka i sängen. Jag sov aldrig längre än små stunder i gången. Jag funderade febrilt på lösningar till problemen. Så länge det fanns den minsta lilla möjlighet att vinna tillbaka pengarna, så tänkte jag inte ens på andra lösningar. Att ge upp eller att bli fast var inte alternativ, jag hade för mycket på spel.

Jag blir fortfarande ibland rastlös och orolig, och skulle i mitt gamla liv bara ha gått till krogen för att spela, men nu får jag hitta på annat.

Jag har fått tillbaka min gamla hobby, fisket. Länge låg den i skymundan, liksom bortskuffad ur vägen av det viktigaste, spelandet.

Fotbollen är fortfarande en stor del av mitt liv, den kan man inte sådär bara skuffa åt sidan. Jag kan förstås inte satsa pengar på matcherna mera, men tanken finns nog där.

Hur roligt det än skulle vara att få lite tilläggs spänning så vet jag att det skulle föra mig med sig.

Jag skulle antagligen kunna spela lite och förnuftigt en tid, men rätt så fort skulle vägen gå stuprakt ner i helvete igen.

Jag återvände till missbrukar kliniken igen efter att jag slutade spela. Jag märkte hur stor skillnad det är att söka hjälp då man på riktigt vill ha hjälp.

De tidigare gångerna hade jag fortfarande varit bunden till den onda cirkeln. Jag ville vinna tillbaka de förlorade pengarna. Det som var det viktigaste då, var att fixa det som gått snett, på fel sätt. I stället för att fundera att det bästa sättet att korrigera situationen var att sluta spela, så fokuserade jag bara på det ekonomiska. Jag var tvungen att vinna tillbaka de förlorade pengarna.

Pengarna styr tankarna i mångt och mycket även idag. Allt cirkulerar kring pengar i samhället så det är svårt att inte tänka på det.

Jag försöker resonera så att jag uppskattar familjelivet framom det att vi skulle ha massor med pengar, Då kanske vi inte kunde vara tillsammans lika mycket. Om du har ett jobb med hög lön, har du kanske också ansvar och i vissa branscher är du då tvungen att vara mera borta hemifrån.

Jag vet att detta låter som något som någon med lite pengar skulle säga. Jag har ingen egentlig utbildning, jag är en vanlig arbetare med en helt ok lön, men eftersom utmätningen tar sin beskärda del, har jag i praktiken låg lön.

Jag tror att det det viktigaste i min fight mot spelberoendet, är att jag accepterar att pengarna inte går att få tillbaka. Om jag inte kommer över tanken att pengarna är det viktigaste, kommer beroendet att ta över i något skede, och jag är riktigt rädd för den stunden.

Kommer jag på riktigt att vara en sådan här ryggradslös liten skit i resten av mitt liv? Jag vet inte. Jag är tvungen att ta det en dag i gången. Jag är tvungen att ta nya beslut varje dag.

Jag märker nu efter många år att en del av min frus förtroende kommit tillbaka. Jag är rädd att jag kommer att utnyttja det igen i något skede.

Det tär också på mitt självförtroende, att jag hela tiden måste försöka vara lite bättre än vad jag är, för att hon skall ta mig på allvar. Jag vet inte om om jag bara inbillar mig. Det här kanske låter ologiskt i dina öron?

Kanske det inte behöver låta så logiskt, jag tror inte beroenden har någon logik.

Då det gäller min mor så vet jag inte om hon återfått förtroendet. Jag känner mig alltid lika misslyckad då jag är tvungen att begära en tjänst av henne. Det är så många gånger jag svikit henne också, så jag känner kanske att jag inte är värd hennes förtroende..

"Studielånet" jag lånade av min mormor gick nästan oavkortat till spel, bröllopspengarna som en stor del kom av min släkt likaså. Känslan att aldrig våga fråga någon om en tjänst då man behöver hjälp är tung.

Jag kan berätta att det är riktigt tungt. Det känns som att ingen förstår vad det är att vara beroende av någonting. På samma gång vet jag hur bra jag har det, på stan ser man dagligen människor som har det många gånger sämre och svårare.

När jag hade varit ospelad en tid bestämde jag mig för att jag skulle hjälpa dem som har spelproblem i borgå.

Jag grundade den där GA gruppen jag själv hade behövt tidigare. En grupp där man kunde träffa människor i samma situation som man själv. Jag hade en mäktig drive. Jag upplevde att det fanns ett gigantiskt behov för gruppen, och att det garanterat skulle dyka upp massor med spelberoende.

Jag fick hjälp med att hitta en lokal. Jag printade ut massor med flygblad och affischer. Jag gav intervjuer till tidning och radio. Jag skaffade ett Prepaid abonnemang och en telefon och gjorde en hemsida.

I ett och ett halvt år satt jag tisdagar kl 18:30 i ett tomt rum och väntade på massorna som skulle komma.Ingen kom.

Jag träffade två personer och talade i telefon med en handfull beroende. Jag märkte att tröskeln i en liten stad är enorm. Jag visste ju det. Själv sökte jag inte hjälp före alla andra utvägar var undersökta och blockerade.

Om du är spelberoende, måste du tyvärr själv söka hjälp. Oavsett om hela världen skulle tvinga dig att söka hjälp men du inte helhjärtat vill ha hjälp, går det inte.

Det går som för mig de första gångerna. Du nickar och håller med, och säger de saker du vet att de andra vill höra. Det kan också vara så att du nog vill ha hjälp, men längst inne kanske vill spela för att få tillbaka de förlorade pengarna.

Spelberoendet är en så jävlig herre, att den lär dig ljuga åt dig själv så att du själv tror att du söker hjälp, fast du egentligen inte är med 100%. Då är det riktigt kort väg till att få ett återfall.

Till slut fick jag tillräckligt med att försöka hjälpa andra. Jag hade riktigt tillräckligt med att jobba med mina egna problem.

Jag meddelade A-kliniken att det var slut, att jag inte orkade mera.

Fortfarande finns ett enormt behov för hjälp. I Finland där vi har så massor med alkoholmissbruk så finns det minst lika många som lider av spelproblem. Det är svårt att få och att ta emot hjälp.

Vårt samhälle bygger på vissa normer som fungerar som mätare för hur bra du är som person.

Hur mycket du klarar av att dricka är riktigt viktig, och gud förbarme sig om du inte dricker alls, då är du rent av konstig.

Det samma gäller pengar. Varje dag stöter man på situationer där egendomen har någon betydelse. Ju mera du förtjänar ju bättre har du det. Genom att spela kan du bli rik riktigt fort, å andra sidan om du förlorar dina pengar och tappar din kreditduglighet är du riktigt dålig.

Jag inte spelat på många år men jag kan fortfarande inte få ett telefon abonnemang på mitt eget namn. Jag kan inte jämföra priserna på de olika försäkringsbolagen, för de kollar hur du skött din ekonomi.

Det kan vara svårt att få ett jobb. Om du inte får jobba hur får du pengar. om du inte har pengar, hur lever du då?

8.

Hur kan jag vara utan att spela ?

När jag sitter på min stam krog och tittar på sport, och följer med mina vänner som fortfarande ivrigt slår vad om olika saker, känner jag mig onekligen ibland lite utanför.

Jag har helt öppet berättat om mitt förflutna. De vet att jag inte kan spela, och de respekterar det. Det känns skönt. På något sätt stärker det också min självkänsla, jag vet att jag klarar av att stå emot min vilja att spela åtminståne just den stunden.

Nu vill jag inte att jag skall få det att låta som att det är lätt och att jag definitivt aldrig kommer att spela igen. Det är en kamp jag tar nästan varje dag från början. Spelandet betyder i mitt huvud och hjärta alltid en chans, en möjlighet att komma tillbaka. Men...

Jag kan inte spela i Borgå, jag kan inte spela i Finland. Jag kan inte spela på Tallin färjan. Kretsarna är så små. Om någon ser mig är det kört. Då blir jag fast. Man får inte bli fast.

Märkväl, jag skriver "kan inte spela". För det mest idiotiska är att jag fortfarande vill spela.

Efter allt skit, efter alla tårar, både egna och andras, har jag den där lilla djävulen på min axel som påminner mig om alla mina vinster, och hur enkelt det är om man spelar rätt.

Vad är mitt vapen mot djävulen, frågar du dig kanske?

Jag måste lite klyschigt säga min familj. Jag vill inte förlora min familj. Jag tror inte någon människa förstår hur det kommer sig att Linda fortfarande är min fru. Jag älskar henne mera än ord kan beskriva. Mina barn, det är onöjdigt att ens försöka beskriva. Om du är förälder vet du vad dina barn betyder för dig.

Om du har läst hela boken tills nu, tänker du säkert. Familjen, men va fan, du har skitit totalt i dem åtminståne tre gånger om, så vad hindrar dig från att göra det igen? Och jag förstår vad du menar, så jag lyfter fram det jag inte hade förrut.

Ödmjukhet, om jag inte hade slagit botten så hårt. Om jag inte fått uppleva vad total skam är, skulle jag knappast ha kommit över min fokus på pengar. Jag tror att en av de främsta orsakerna till mitt spelande var viljan att ha mycket pengar. Först för att få åt mig alla möjliga fina saker. Sen för att betala mina skulder och fina saker, sen endast skulder och till sist för att överleva.

Jag blev tvungen att lära mig att pengar inte växer på träd och att det inte finns någonting som heter lätta pengar. Jag blev tvungen att lära mig att skulder skall betalas tillbaka, varje sent.

Det att jag inte har den minsta lilla chans att kunna betala tillbaka dem fast jag vill, tär.

Jag påminns om detta varje gång jag får lön. För då utmäts en del direkt. Med mina inkomster kommer jag aldrig att kunna betala bort mina skulder innan de förhoppningsvis föråldras. Det betyder att utmätningen kommer att hålla på väldigt länge ännu. Det är ca trettio företag som vill ha sina pengar tillbaka. Jag vet inte hur det slutar, processen är på hälft.

En faktor som motiverar mig är vad andra människor tycker om mig, det har alltid varit viktigt, tyvärr.

Jag tror också att en av rötterna i spelandet ligger i det. Då man vill visa alla att man är framgångsrik.

Nu vill jag visa alla mina bekanta att jag har ryggrad. Att jag klarar av att slutföra någonting, En dag i sänder. Då det gäller spelmissbruk får man aldrig säga aldrig. Det är för lång tid.

Alla de människor som ser mig som en förlorare, skall få se att jag klarar det.

Jag hoppas att det är jag själv som är den största kritikern. Det är jag som blivit tvungen att svälja min ära, och krypa på mina knän. Det är jag som skämt ut mig och min familj. Det är jag som ljugit för alla, det är jag som avskyr mig själv för vad jag gjort och måste leva med det varje dag tills jag dör.

Men det ska gå, jag har bestämt att det skall gå. Jag tänker inte ge upp, jag skall visa alla, och främst av alla mig själv, att jag är lika mycket värd som alla andra.

Jag tänker vinna

9.

Skuldsanering?

Då jag nu har varit ospelad i 9 år och en månad är min största kamp den med de ekonomiska realiteterna.

Även om jag förtjänar helt ok på mitt jobb, så räcker det inte alltid då utmätningen äter 2/3 av det som går över en viss summa, mitt s.k. skyddsbelopp. Det är onöjdigt att arbeta övertid på jobbet, och ingen idé att vänta sig någon skatteåterbäring.

Min fru har arbetat som lärarvikarie de senaste åren, i olika skolor. Nu har hon äntligen fått en möjlighet att läsa sig kompetent, då universitetet i Helsingfors startade en lärarutbildning. Tidigare har man varit tvungen att resa till Vasa om man ville studera på svenska.

Jag har under åren betalat över 30000 euro i utmätning, men trots det har skulden inte minskat nämnvärt.

2011-12 sökte jag hjälp från skuldrådgivningen i Borgå. Mannen som hjälpte mig sade rakt ut att jag inte kunde få en skuldsanering då mina skulder utmätts så kort tid vid den tidpunkten. Så jag fick vänta.

Året 2013 ansökte jag genom Velkajärjestely.fi, som är en privat instans, om att få en skuldsanering för privatperson.

Jag tyckte det skulle vara smartare att betala på ett lån istället för att betala på räntor till många små lån, som ändå inte minskar. Jag blev antagen och fick stöd av staten så jag hade möjlighet att få en advokat som skötte mitt ärende i rätten.

Tingsrätten nekade med motiveringen att skulderna är "lättsinnat förorsakade".

Vi överklagade till Hovrätten, som i sin tur nekade saneringen med motiveringen att skulderna förutom att vara lättsinnigt förorsakade inte hade blivit tillräckligt länge utmätta.

Jag bestämde att tecknen var tydliga, så vi överklagade inte vidare till Högsta domstolen. Det verkar som att man inte får hjälp om man

A: har för lite skuld för att matematiskt sett kunna betala bort dem genom utmätning baserat på dina inkomster

Det är lustigt hur det inte alls känns så

B:Inte har betalat tillräckligt länge genom utmätning och dessutom

C: Lättsinnigt har spelat pengarna. Spelberoende är till en viss grad självorsakat enligt rätten.

Jag antar att det är så om de säger så.

Jag svalde besvikelsen och försökte komma över de förlorade pengarna. Ansökan on skuldsanering är inte gratis, fast vi bara betalade 1/3 av det riktiga priset, var det rätt så mycket pengar det också.

På hösten 2015 föreslog min mor att vi skulle söka ett lån via Takuu-säätiö. Det är en stiftelse som brukar hjälpa skuldsatta med att gå i borgen så man kan få ett stort lån i stället för att ha de många små.

Takuu-säätiö har en övre gräns för vad de går med på att gå i borgen för, så min mor tog över en del av skulden så vi fick ner summan till en passlig mängd.

Jag skulle vilja känna endast tacksamhet till min mamma och alla andra som hjälpt under åren, men skammen jag känner bara växer, varje gång jag får hjälp. Jag är snart 40 år, och klarar mig inte utan mammas hjälp.

Jag kan berätta att det inte är ett så litet jobb, det där med att samla in alla bilagor för an ansökan. Det tog ca 1,5 månad, och "kuvertet" jag skickade iväg vägde nästan 1 kg.

4.12 tog Takuu-säätiö emot paketet. De kunde inte då ta itu med min ansökan, för enligt hemsidan arbetade de då med ansökningar som mottagits i augusti. Så jag visste att det skulle dröja ca 4 månader innan någonting hände.

Under de månaderna kröp sakta en försiktig optimism in i tankarna. Tänk om man skulle få lånet? Tänk om man skulle få alla semesterpengar nästa sommar? Vad om man äntligen skulle bli kvitt utmätningen?

Dagen kom då brevet från Takuu-säätiö anlände. Pulsen var skyhög, händerna skakade. jag öppnade kuvertet och läste papret.

- DET ÄR INTE SANT!!!

De skrev att de skulle behöva nya uppgifter om alla lånen eftersom det gått så lång tid sedan jag skickade in ansökan.

Jag brister i gråt,för jag orkar inte med skiten mera. Jag förstår ju att de har massor med kunder som inte klarar av skulderna utan hjälp, jag förstår att de har kö. Men när man e riktigt trött psykiskt, och dessutom har laddat så stora förväntningar på en stund, så slår besvikelsen riktigt hårt.

Det hjälps inte, vi fick lov att samla in alla bilagorna på nytt. Om det nu skulle gå vägen?

Nu gick prosessen riktigt fort, för jag hade en kontaktperson som skötte mitt ärende på Takuu-säätiö. När sedan kuvertet trillade i postlådan så var spänningen i topp igen.

Än en gång en massiv besvikelse.

De ville följa med familjens ekonomi i ett halv år så att de kunde försäkra sig om att vi klarade av amorteringarna. Så de ville att jag en tredje gång skulle återkomma med en ny ansökan i september. Jag ringde dem och försökte febrilt förklara att jag redan betalat utmätning i 6 1/2 år att det inte skulle bli ett problem. Jag tillade att jag hade en person som kunde vara extra säkerhet, men det dög inte. De ville inte ha någon extra i borgen för att lån som de själva skulle garantera.

Saken är klar. Gör inte bort dig med pengar, den saken var nu klarare för mig än någonsin.

Jag samlade aldrig ihop bilagorna till en ny ansökan. Min fru studerar på heltid, så ekonomiskt sett är det om möjligt ännu mera osannolikt att ansökan går igenom.

Utmätningen kommer ju ändå att ta slut i något skede.
Senast 2029 då det gått 20 år.

Jag citerar oikeus.fi där det står såhär:

**En bestämmelse om slutgiltig preskription av skulder
som räknas från att skulden förfallit till betalning
trädde i kraft i början av 2015. Preskriptionstiden som
räknas från skuldens förfallodag är 20 år. Om
borgenären är en fysisk person, är preskriptionstiden
25 år. Denna preskriptionstid kan inte avbrytas.
Bestämmelsen gäller fysiska personers
penningskulder som grundar sig på avtal. De nya
bestämmelserna om preskription tillämpas begränsat
retroaktivt. När lagen träder i kraft anses det att högst
15 år har gått av preskriptionstiden. Detta innebär att
borgenären kan indriva sina skulder ännu 5 eller 10 år
efter lagens ikraftträdande. Inom utsökningen beaktas
inte automatiskt den preskription som räknas från att
skulden förfallit till betalning, utan gäldenären ska
åberopa detta och lägga fram en utredning över
preskriptionen.”**

Så vi väntar väl på det.

Jag vet att jag får tillbaka mitt liv en vacker dag. Den dagen skall vi festa som aldrig förr. Tills det, får jag ta en dag i sänder och försöka njuta av allt som är bra i livet.

10.

Min åsikt om spelberoende

För att citera någon klokare än mig, skulle jag ville säga att spelmissbruk är något du själv märker först.

När du märker att du ljuger för att dölja hur mycket du har spelat eller förlorat, har du ett problem.

Om du börjar ljuga, finns det bara en väg och det är utför. Ingen kan hjälpa dig om du inte berättar för någon att du är i pisset.

Speldjävulen är en så jävlig skit att han lär dig ljuga bättre än du någonsin trodde var möjligt. Först ljuger du åt andra, sedan börjar du ljuga för dig själv. Man behöver hjälp för att kunna kämpa mot begäret.

Det jävliga är att spelbegäret inte släpper helt och hållet.

Ingen kan läsa dina tankar, ingen kan stoppa dig från att spela om du inte vill det på seriöst allvar. Om du vill sluta, skall du söka hjälp.

Jag har diskuterat med så många spelare under mina spelfria år. Många vill ha hjälp med en del av missbruket. T.ex. att man skulle vilja lämna bort spelmaskinerna, men att nätpoker är roligt. Det är där man kan bli rik på riktigt , om man spelar rätt.

Jag tror inte det funkar så, men det är kanske bara min egen åsikt? Vi är alla olika, och fast jag inte klarar av någonting, behöver det inte betyda att alla andra har det så.

De poker miljonärerna vi ser varje dag på tabloiderna och nyheterna är undantag, både i mental styrka och statistik. Grundförutsättning i spel är att de allra flesta förlorar i det långa loppet.

Jag tror inte att det finns en ända spelmissbrukare, som har en så stark ryggrad, att han eller hon kan spela ett spel, utan att lida risk för att falla för någonting annat.

Spelbegär har ingenting med förstånd att göra. Du kan inte förklara för en människa utan spelbegär hur det funkar. Du är sist och slutligen aldrig mera än en passagerare. Du kör inte tåget, du åker vart det för dig.

Om du känner att ditt spelande är ett problem, tag kontakt med en lokal missbrukarklinik. Eller i bästa fall en GA grupp. Jag lovar dig att ingen tycker du är löjlig där.

Läs på internet, det finns nuförtiden riktigt många bloggar, skrivna av människor i samma situation som du befinner dig i.

2017-18 skolade jag mig till Erfarenhetsexpert via Medborgarinstitutet i Borgå. Det är en av de mest ansedda skolningarna för att den är 100h. Under skolningen lär man sig lyssna och ta andras erfarenheter i beaktan. Jag träffade personer där som jag förhoppningsvis får känna livet ut. Personer som själva upplevt och överlevt tex. alkoholism, burnout, cancer, mobbning. Egentligen vadsomhelst där psyket hamnar i kläm.

Själv verkar jag nu i bl.a **kokenet.fi**, som är en nättjänst där man helt anonymt kan ställa frågor, också som anhörig. Vi är ett gäng med erfarenhetsexperter som sedan svarar på frågan efter bästa kunskap inom 3 dagar.

Jag vet att det är förödmjukande att söka hjälp, men det kan rädda ditt liv.

Sist och slutligen är det bara pengar, det lönar sig inte dö för dem.

Det är svårt att välja att man vill bli fast, när man aldrig får bli fast.

SLUT